AF586948

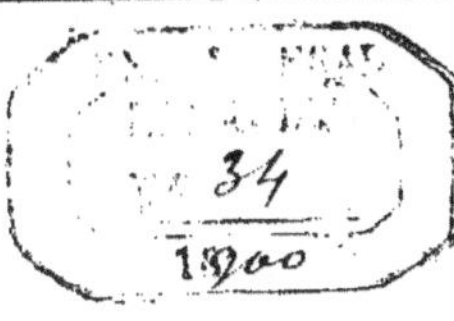

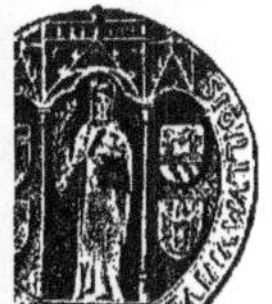

H. LAVAL

De l'action du Noir animal sur les Solutions d'Alcaloïdes et de leurs Sels

MONTPELLIER
GUSTAVE FIRMIN ET MONTANE

Te 147
229

DE L'ACTION DU NOIR ANIMAL

SUR LES

SOLUTIONS D'ALCALOÏDES

ET DE LEURS SELS

PAR

Hélen LAVAL

DOCTEUR EN PHARMACIE DE L'UNIVERSITÉ DE MONTPELLIER

ANCIEN PRÉPARATEUR A L'ÉCOLE SUPÉRIEURE DE PHARMACIE

LAURÉAT DE LA DITE ÉCOLE (PRIX DE LA VILLE 1890-91)

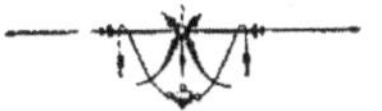

MONTPELLIER

IMPRIMERIE GUSTAVE FIRMIN ET MONTANE

RUE FERDINAND-FABRE ET QUAI DU VERDANSON

1900

A MON PÈRE G.-H. LAVAL

PHARMACIEN HONORAIRE

H. LAVAL.

A MONSIEUR LE PROFESSEUR MASSOL

DOCTEUR ÈS-SCIENCES

DIRECTEUR DE L'ÉCOLE SUPÉRIEURE DE PHARMACIE DE MONTPELLIER

H. LAVAL.

INTRODUCTION

L'absorption des alcaloïdes par le noir animal a été signalée il y a fort longtemps. Graham et W. Hoffmann (1) se sont même servis du noir animal pour extraire la strychnine de la bière, et ce procédé est classique. Et, cependant, les traités de chimie et de toxicologie, même les plus récents, indiquent cette substance pour purifier et décolorer les solutions d'alcaloïdes ou de leurs sels. Cette absorption serait-elle négligeable ?

Et alors, comment concilier cette opinion avec celle déjà ancienne du docteur Gorrod (2), qui proposa le charbon comme l'antidote certain de tous les alcalis végétaux !

Telle est la question intéressante au point de vue analytique et toxicologique que nous nous sommes proposé d'élucider. Le noir animal a-t-il une action sur les solutions d'alcaloïdes ? S'il intervient, comment agit-il ? S'il les absorbe, dans quelle proportion les absorbe-t-il ? La durée de contact, la proportion de noir, la nature ou la concentration des liqueurs, la température, l'acide combiné avec l'alcaloïde, sont-ils des facteurs dont on doive tenir compte ?

---

(1) Rabuteau. — Eléments de toxicologie et de médecine légale.

(2) London, *Médical Society's Transactions*, janvier 1846.

Nous avons voulu, par une méthode rigoureuse de recherches, arriver à donner une réponse à ces différentes questions, persuadé que les résultats obtenus ne présenteraient pas seulement un intérêt spéculatif, mais pourraient, dans bien des cas, éviter des erreurs considérables de dosage.

Arrivé au terme de ses études, l'étudiant remercie les Maîtres qui, durant le cours de sa scolarité, l'aidèrent à vaincre les difficultés rencontrées sur sa route. Si tel n'est plus notre cas aujourd'hui, nous ne pouvons oublier que c'est grâce aux bons et savants conseils de M. le professeur Massol que nous avons pu entreprendre et mener à bonne fin cette étude. Nous lui exprimons publiquement ici toute notre reconnaissance.

DE L'ACTION DU NOIR ANIMAL

SUR LES

SOLUTIONS D'ALCALOÏDES

ET DE LEURS SELS

CHAPITRE PREMIER

HISTORIQUE

La propriété que possède le noir animal de s'emparer de certains principes organiques a été signalée à l'attention des chimistes par Warrington (1) en 1845. Ayant été chargé par un brasseur de trouver un moyen prompt et commode pour décolorer de grandes quantités de bière brune ordinaire et lui donner l'aspect du pale-ale, sorte de bière blanche qui se fabrique à Londres en grande quantité pour être expédiée aux Indes, il pensa tout d'abord au charbon. Sa bière fut, en effet, immédiatement décolorée, mais aussi elle était devenue fade, insipide, et avait, en un mot, perdu toutes les qualités qui la font rechercher. Surpris d'un pareil résultat, Warrington répéta ses expé-

(1) *Philosoph. magaz.*, t. XXVII, p. 269.

riences sur différentes espèces de bière, et enfin sur des infusions de houblon, d'absinthe, des décoctions de gentiane, de noix vomique et même d'aloès ; toutes ces substances perdirent leur saveur, celle de la noix vomique persista seule.

Weppen (1) étendit un peu les expériences de Warrington et parvint à faire disparaître l'amertume des décoctions de coloquinte, de colombo, de gentiane, de quassia, de cascarille.

A la même époque, Chevallier (2) annonçait que : « les sels fournis par les matières organiques sont enlevés, plus ou moins facilement et complètement, par le traitement à chaud à l'aide des charbons ; que l'on pourrait, dans divers cas, se servir de la propriété absorbante du charbon pour utiliser ce corps dans le but de le faire servir à isoler des liquides les substances toxiques qui y sont en dissolution ».

Le docteur Gorrod a proposé à son tour le charbon comme l'antidote des alcalis végétaux.

Voici les conclusions auxquelles il a été conduit :

1° Le charbon animal jouit de la propriété de se combiner dans l'estomac avec les principes toxiques des substances végétales et animales, et les composés qui prennent alors naissance sont inoffensifs ;

2° Le noir animal absorbe quelques substances minérales et les rend inertes ; mais, pour produire cet effet, il faut, dans quelques cas, une si grande quantité de charbon, qu'on ne peut l'employer, pour certains minéraux, avec autant de facilité que leurs propres antidotes. L'intoxication arsénicale semble céder à l'emploi de cette substance mieux qu'à tout autre contrepoison ;

---

(1) *Annales de chimie et comptes rendus de Berzélius*, 1856.
(2) *Chimie médicale*, t. XI, p. 315.

3° La quantité de charbon qu'il faut employer est d'environ une demi-once pour chaque grain de morphine, de strychnine, etc., et il en faut proportionnellement beaucoup moins pour résister aux substances dont ils sont extraits, comme l'opium, la noix vomique, etc. En effet, un scrupule de noix vomique n'exige guère qu'une demi-once de charbon ;

4° Le noir animal n'exerce aucune action sensible sur l'économie animale.

M. Howard Rand (1), de Philadelphie, a contrôlé les expériences de M. Gorrod.

Un grain de morphine ayant été administré avec une once environ de charbon animal dans l'eau chaude, aucun symptôme narcotique ne s'est manifesté ; il y a eu seulement une légère irritation gastrique, qui a persisté pendant toute la journée.

Dix grains d'extrait de belladone ayant été administrés avec deux drachmes de charbon, il s'ensuivit des vertiges, une dilatation de la pupille, une grande sécheresse de la gorge et une envie de dormir. Tous ces symptômes disparurent après un vomissement spontané d'une matière très acide et l'emploi de stimulants. La pupille resta dilatée presque toute la journée suivante.

La même expérience fut répétée en donnant en même temps un anti-acide et une proportion double de charbon. On constata une légère sécheresse de la gorge, mais sans aucun autre symptôme.

Quinze grains de poudre de digitale administrés avec trois drachmes de charbon animal n'ont apporté aucun trouble dans les fonctions vitales.

---

(1) *Annales de Chimie et de Pharmacie*, t. LV, p. 241 ; *Journal de Chimie médicale*, t. V, novembre 1849.

XII gouttes d'acide prussique officinal et deux drachmes de charbon pur n'ont produit aucun résultat calmant.

Un grain de strychnine, dissous à l'aide d'une goutte d'acide chlorhydrique, a été mis en digestion avec du charbon animal jusqu'à disparition complète d'amertume. La solution, filtrée et introduite dans l'économie, n'y a produit aucun dérangement.

M. Labourdais (1) s'est servi du charbon animal pour obtenir certains alcalis végétaux. C'est ainsi qu'après avoir privé une décoction de houx de son amertume, il a pu, en traitant au moyen de l'alcool bouillant le charbon desséché, redissoudre le principe amer ; distillant ensuite jusqu'à consistance sirupeuse pour retirer la plus grande partie de l'alcool, et évaporant à siccité, il a obtenu une substance neutre incristallisable, à laquelle il a donné le nom d'*ilicine*. En traitant de la même manière des infusions de scille, de fleurs d'arnica, une décoction de racines de Colombo, de coloquinte, M. Labourdais a obtenu ce qu'il a appelé : scillitine, arnicine, colombine, colocynthyne.

A. E. Esprit (Thèse de Paris, 1849) a privé par le même moyen de leur amertume une solution aqueuse de strychnine, de sulfate de quinine, une décoction de buis, de racines de patience, de simarouba, les teintures de colombo, de salsepareille, de douce-amère, de quinquina, de rhubarbe, etc.

Les teintures de benjoin, de kino, de gomme-gutte ont été dépouillées de leurs principes résineux au point de ne plus être troublées par une addition d'eau.

Le même auteur a fait une série d'essais sur l'absorption par le noir animal de certains sels métalliques. Il

(1) *Chimie médicale*, 1846, t. XI, p. 306.

nous paraît intéressant de mentionner ici les résultats obtenus par lui avec l'acide arsénieux :

« Graham avait nié que cette absorption ait lieu ; Gorrod, au contraire, annonçait qu'elle était tellement complète, tellement rapide, qu'il ne craignait pas de proposer la poudre de charbon comme l'antidote de l'arsenic, antidote bien supérieur à l'hydrate de sesqui-oxyde de fer. Voici comment j'ai cherché à vérifier la valeur de ces assertions. Après avoir reconnu qu'en employant même des quantités très fortes de charbon, je retrouvais toujours de l'acide arsénieux dans le liquide filtré, je voulus m'assurer s'il en avait été absorbé une quantité quelconque : à cet effet, je fis dissoudre 10 gr. d'acide arsénieux dans un litre d'eau distillée ; la dissolution accomplie, j'en pris 10 cc., auxquels j'ajoutai 5 cc. de charbon avec 100 cc. d'eau distillée, et qui me servirent à titrer une solution de permanganate de potasse que je voulais employer au dosage de l'arsenic, d'après le procédé donné par M. Bussy. Ma liqueur d'épreuve titrée, je versai 100 cc. de la dissolution arsénieuse sur des quantités différentes de charbon ; la filtration terminée, je lavai le charbon avec un peu d'eau distillée, de manière à retrouver mes 100 cc., dont je pris, comme la première fois, 10 cc., auxquels j'ajoutai 5 cc. de charbon avec 100 cc. d'eau distillée, puis je versai avec précaution mon caméléon.

» Voici les résultats auxquels je suis arrivé en employant le charbon de sang :

10 gr.	de charbon	ont absorbé	0,2	AsO^3
20 gr.	—	—	0,3	—
40 gr.	—	—	0,4	—

En faisant bouillir la dissolution arsénieuse avec le charbon, les résultats ont été un peu différents :

10 gr. de charbon	ont absorbé	0,3 AsO^3
20 gr. —	—	0,5 —
40 gr. —	—	0,7 —

D'après Leplay et Cuisinier (1), le noir animal possède trois propriétés, qui s'épuisent successivement par le travail :

1° La propriété absorbante des matières visqueuses azotées ; elle s'épuise la première au bout de quelques heures. On la régénère par l'action de la vapeur d'eau dans le filtre.

2° La propriété absorbante pour les alcalis libres, pour les sels de chaux et les matières salines ; on la rétablit par l'action d'un acide et des lavages prolongés à l'eau.

3° La propriété absorbante pour les matières colorées ; elle s'épuise dans un temps trente à quarante fois plus long. On la rétablit par des lavages avec une dissolution alcaline.

Enfin, L. Martin (Synthèse de Montpellier, 1886) termine une étude historique très complète sur le noir animal par les recherches personnelles suivantes : 1 gr. de noir animal absorberait 0 gr. 0035 de morphine, de strychnine, d'aconitine, d'atropine, de cinchonine et de sulfate de quinine. — Nous sommes loin d'être d'accord avec cet auteur, car les absorptions que nous signalons plus loin sont bien supérieures à celles indiquées par lui et ne sont pas toutes égales entre elles. L'auteur n'indique, d'ailleurs, pas la composition exacte du noir animal dont il s'est servi, pas plus que la méthode de dosage employée.

---

(1) Leplay et Cuisinier, *Comptes rendus*, année 1862, t. LIV, p. 270, et *Répertoire de Chimie appliquée*, 1862, t. IV, p. 71.

CHAPITRE II

ANALYSE DES CORPS EMPLOYÉS, MÉTHODES DE DOSAGES CHOISIES

Les auteurs dont nous citons les travaux ont rarement employé un noir animal de composition uniforme. Warrington parle du charbon animal ordinaire ; le docteur Gorrod, du noir animal lavé à l'acide chlorhydrique, à l'eau, et calciné ; Howard Rand, d'un charbon obtenu en calcinant des morceaux de cuir, du sang et de la potasse, lessivant la masse et la desséchant dans un creuset fermé. C'est dire toute l'importance que présentait ici la pureté des produits employés. Aussi, avons-nous fait une analyse aussi exacte que possible des divers noirs et des alcaloïdes qui nous ont servi dans le cours de ce travail.

Nous avons fait agir simultanément sur les solutions d'alcaloïdes les corps suivants : 1° du noir ordinaire ; 2° du noir pur ; 3° du phosphate tricalcique provenant d'os calcinés (ce dernier formant la majeure partie du noir animal, nous avons cru devoir étudier séparément son action sur les alcaloïdes) ; 4° du phosphate tricalcique obtenu par précipation.

Noir animal ordinaire. — Le noir, ou charbon animal, s'obtient par la calcination des os en vase clos,

On choisit pour avoir un bon noir les os les plus gros et les plus denses; on utilise les os d'équarrissage, mais on emploie aussi une grande quantité d'os provenant de la Plata et de quelques autres régions de l'Amérique. On les introduit dans des cylindres, généralement en fonte, que l'on place dans des fours chauffés à la houille ; on utilise les gaz dégagés dans l'opération en les dirigeant dans le foyer du four ; ils brûlent et leur combustion permet de terminer l'opération sans ajouter à nouveau de la houille. La calcination terminée, les os sont broyés entre des cylindres pour obtenir le noir en grains du commerce.

Pour avoir un noir de bonne qualité, il faut que les os n'aient été ni trop, ni trop peu calcinés. Pour s'en assurer, on le délaye dans une solution de soude marquant 1 ou 2 degrés, et on jette le tout sur un filtre de papier blanc ; la liqueur doit passer incolore, sans quoi la solution aurait dissous les matières caramélisées ou goudronneuses provenant d'une calcination incomplète. Si la calcination a été poussée trop loin, au point de réduire les sulfates en sulfures, on obtiendra un dégagement d'hydrogène sulfuré sensible à l'odorat et au papier d'acétate de plomb, si on vient à verser sur ce charbon de l'eau bouillante.

Le noir animal ainsi obtenu est sujet à de nombreuses falsifications ; sans parler du charbon artificiel et du charbon végétal, on y ajoute encore des sels calcaires, du fer, du sable même; ce dernier, d'ailleurs, se trouve, sans qu'il y ait eu fraude, dans les os provenant de la Plata. Après avoir analysé plusieurs échantillons, nous avons accepté un noir animal présentant la composition suivante, qui est celle d'un noir exempt de toute falsification :

Charbon	10.900
Sulfate de chaux et de magnésie.	80.110
Carbonate de chaux	8.615
Oxyde de fer.	traces
Silice	0.375
	100.000

Noir animal purifié. — Nous avons ensuite songé à purifier ce noir animal. C'est en opérant sur un corps aussi pur que possible que nous pouvions espérer obtenir des résultats susceptibles d'être plus facilement généralisés.

Nous avions le choix entre plusieurs procédés. Kral fait agir à la fois l'action combinée du chlorhydrate d'ammoniaque et de la vapeur d'eau surchauffée. On se sert pour cela d'un appareil semblable à ceux qui sont employés à la condensation du carbonate d'ammoniaque. Lorsqu'on a mis le charbon animal en présence du sel ammoniac, on y laisse arriver un jet de vapeur, dont on règle convenablement l'entrée. On doit chauffer modérément au début de l'opération, à cause du dégagement rapide de carbonate d'ammoniaque : on augmente peu à peu la chaleur, que l'on maintient ensuite jusqu'à ce que tout le carbonate d'ammoniaque ait cessé de se dégager. On met alors le noir dans une cuve à double fond, percée de trous, et, par plusieurs lavages successifs, on se débarrasse du chlorure de calcium qu'il pourrait contenir. On n'a plus qu'à sécher à l'air.

Grœger emploie un procédé très lent, mais qui donne de bons résultats. On fait bouillir le noir animal avec quatre à six fois son poids d'une solution de carbonate de soude de 4 à 5 0/0. On laisse reposer trois jours ; on décante le liquide surnageant, on mélange le résidu à une quantité égale d'eau chaude et on laisse reposer. On lave plusieurs fois, d'abord par décantation, ensuite sur le filtre avec de l'eau distillée jusqu'à ce que les eaux de lavage ne précipitent plus par l'ammoniaque.

On a aussi indiqué plusieurs procédés pour obtenir un charbon décolorant très économique et très bon. Stenhause fait un mélange avec cinq parties d'hydrate de chaux pure, une partie de poix résine, et une partie de goudron ; ce mélange est introduit dans un creuset et recouvert d'une épaisse couche de chaux hydratée, le creuset est bien fermé et calciné au rouge vif. Le résidu est repris par l'acide chlorhydrique et lavé à l'eau distillée. Le noir ainsi obtenu est léger, très poreux et presque chimiquement pur. — Ce procédé, et tous ceux qui ont été indiqués pour la fabrication des noirs artificiels, donnent des produits qui peuvent varier dans leur composition, et nous n'avons pas cru devoir les employer ici.

Voici le mode opératoire que nous avons adopté : nous avons fait agir plusieurs fois de suite l'acide chlorhydrique sur le noir animal, en ayant soin d'opérer à chaud, et de recommencer l'opération tant que les eaux de lavage ont contenu des sels de chaux. Après être arrivé à ce résultat, et c'est loin d'être chose facile, nous avons lavé à l'eau distillée jusqu'à ce que les eaux de lavage n'aient plus précipité par le nitrate d'argent ou l'oxalate d'ammoniaque.

Voici la composition du produit employé dans nos recherches :

Charbon	90 0/0
Cendres	10 —

Ces cendres, calcinées et reprises par l'acide chlorhydrique bouillant, nous ont donné un résidu de 1.62 0/0.

Le **phosphate de chaux** employé est du phosphate

obtenu en calcinant des os d'animaux dans un fourneau jusqu'à ce que les os soient devenus blancs et cassants. On les a pulvérisés après refroidissement.

Nous avons fait comparativement quelques essais avec le **phosphate tricalcique de chaux** obtenu par précipitation.

Tels sont les corps que nous avons fait agir successivement sur les solutions suivantes d'alcaloïdes ou de leurs sels : quinine, morphine, strychnine, atropine, cinchonine et cocaïne. Nous nous sommes assuré au préalable que nous avions affaire à des produits absolument purs.

Dosage des alcaloïdes. — Les traités de Toxicologie mentionnent un grand nombre de réactifs des alcaloïdes. Ce sont, par exemple : l'iodure de potassium ioduré, l'iodure de cadmium et de potassium, l'iodure de bismuth et de potassium, l'acide phosphomolybdique, l'acide phosphotungstique, le chlorure d'or, le chlorure de platine, le bi-chromate de potasse, le tannin, l'acide picrique et d'autres encore.

Trois réactifs ont particulièrement attiré notre attention : celui de Dragendorff, celui de Bouchardat, celui de Mayer.

Le réactif de Dragendorff est préparé de la façon suivante : on délaye dans 20 gr. d'eau 1 gr. 50 de sous-nitrate de bismuth, on chauffe, on ajoute 7 gr. d'iodure de potassium et 20 gouttes d'acide chlorhydrique. Ce réactif précipite les alcaloïdes en brun ; il est trop concentré pour les solutions contenant des petites quantités d'alcaloïdes.

Le réactif de Bouchardat s'obtient en dissolvant dans un peu d'eau 16 à 18 gr. d'iodure de potassium, on ajoute 12 gr. 70 d'iodure, et on complète le litre ; il est spécialement indiqué pour la recherche des alcaloïdes dans les urines ; il fournit des précipités d'un brun kermès d'une très grande sensibilité.

Le réactif de Mayer, tout aussi sensible que le précédent, a eu notre préférence dans presque tous nos dosages. M. le professeur Massol, qui a obtenu avec ce procédé des résultats d'une extrême sensibilité dans les dosages de chélidonine (1), nous l'avait spécialement recommandé, et nous n'avons qu'à nous louer d'avoir suivi ses conseils. Ce réactif se prépare en dissolvant dans un litre d'eau 18 gr. 546 de bi-chlorure de mercure et 19 gr. 8 d'iodure de potassium. Il donne avec les alcaloïdes des précipités blanc jaunâtre, ou jaune clair — sans que, d'ailleurs, les différences de coloration puissent permettre des distinctions utiles (2).

---

(1) *Etude sur la chélidoine*, G. Massol. Thèse de Montpellier, 1880.

(2) Le microscope peut, dans ce cas, être d'un grand secours. L'étude micro-chimique des alcaloïdes dans le but d'une application toxicologique a été entreprise en 1830 par M. Donné ; mais les résultats obtenus étaient peu conformes avec eux-mêmes.

En 1847, le professeur Anderson (d'Edimbourg) propose le microscope comme moyen général de recherches des alcaloïdes.

En 1864 et 1865, A. Helwig (de Mayence), Erkennung organischer Basen durch sublimation (*Zeitschr. anal. chem.* III, 43 ; *Journal pharm.*, 3, XLVI, 459), en traitant les alcaloïdes par la méthode de la sublimation, est amené à traiter des sublimés d'alcaloïdes obtenus par certains réactifs, et à examiner les réactions produites, à l'aide du microscope.

En 1867 et 1868, le professeur A. Guy, du King s' Collège de Londres (On the sublimation of the alkaloids : *Pharmacie journal*, 1866, 1867, 1868), reprend la question de la sublimation et contrôle les expériences d'Helwig.

Nous signalons une thèse publiée à Montpellier en 1891 et ayant pour titre : *Essai sur la recherche micro-chimique de la strychnine,*

Pour que ce réactif donne de bons résultats, il faut avoir soin de verser la liqueur normale dans la solution qui renferme l'alcaloïde. La réaction se fait aussi bien dans les solutions acides, neutres ou légèrement alcalines. On opère dans un verre conique avec une solution très diluée ; pour savoir si l'opération touche à sa fin, on filtre, après chaque addition nouvelle de réactif, une goutte de liquide d'essai dans un verre de montre, et on le met en contact avec une goutte de la liqueur titrée que l'on laisse écouler de la burette. Si le précipité continue à se former, on laisse de nouveau tomber la goutte dans le verre conique pour y ajouter une nouvelle quantité de réactif. La sensibilité est si grande que l'iodure double donne ces réactions distinctes dans des solutions qui ne renferment que 1/25000 de nicotine, 1/60000 de narcotine, 1/50000 d'aconitine et 1/150000 de strychnine.

---

par Paul Laval. Cet auteur a été amené aux conclusions suivantes : « 1° En traitant une quantité très minime de strychnine placée entre une plaque de verre et un couvre-objet, par certains réactifs, nous avons obtenu des formes cristallines parfaitement nettes et caractéristiques ; 2° nous avons pu reproduire avec la même netteté ces réactions à cristaux, sur la strychnine ayant subi toutes les opérations chimiques de la méthode de Stas ».

Malgré tous ces travaux, Brouardel fait remarquer qu'il y aurait peut-être lieu d'étudier de plus près qu'on ne l'a fait jusqu'ici ces précipités et notamment de noter les formes cristallines des iodomercurates d'alcaloïdes qui peuvent se dissoudre dans l'alcool, en vue de la recherche micro-chimique des alcaloïdes dans les cas d'empoisonnement.

CHAPITRE III

DE L'ACTION DU NOIR ANIMAL SUR LES SELS DE QUININE

Dans l'introduction de cette étude nous faisions remarquer que le temps, la proportion de noir, la nature des liqueurs, leur concentration, la température, et enfin l'acide combiné à l'alcaloïde, sont autant de facteurs dont on devra étudier l'influence. Aussi, avons-nous fait successivement varier une de ces données, les autres étant constantes.

I. Influence du temps. — Nous avons mis dans une série de ballons 100 cc. d'une solution à 1 0/0 de quinine, soit 1 gr. 223 mm. de chlorhydrate basique de quinine ($C^{20}H^{24}Az^{2}O^{2}$, $HCl + 2H^{2}O$) et 10 gr. de noir animal pur. La température à laquelle nous avons opéré était de 15° centigr. Nous avons filtré les solutions après un temps de contact variable pour chaque ballon :

1 minute, 5 m., 10 m., 1 heure, 2 h., 12 h., 24 h. ;

Dans tous ces essais, c'est-à-dire après une minute de contact, comme après 24 heures, nous avons obtenu des absorptions égales.

Nous avons répété les mêmes essais avec du noir ordinaire, du phosphate d'os pulvérisé et du phosphate tricalcique de chaux obtenu par précipitation ; comme précédemment, la durée de contact n'a pas influé sur la quantité d'alcaloïde absorbé.

Voici les resultats obtenus :

100 cc. d'une solution d'alcaloïde (chlorhydrate de quinine) à 1 0/0 d'alcaloïde, à une température de 15° centigr., mis en présence de 10 gr. de matière absorbante, nous ont donné :

	Alcaloïde		Alcaloïde absorbé en poids
	Avant	Après	
10gr. noir pur.	1gr.	0gr.25	0gr.75
10 noir ordinaire.	1	0 68	0 32
10 phosphate d'os	1	0 79	0 21
10 phosphate tricalcique obtenu par précipitation.	1	0 75	0 25

Le temps n'influe donc pas sur l'absorption, qui paraît se faire instantanément. Mais ce n'est pas la seule conclusion que l'on puisse tirer de ces premiers résultats. Le phosphate de chaux (phosphate d'os ou phosphate précipité) retient beaucoup moins d'alcaloïde que le noir pur et l'absorption, par le noir animal, augmente avec la pureté du produit. Nous essayerons plus loin d'expliquer cette différence d'action ; pour le moment, nous en tirerons la conclusion pratique suivante : si, en employant du noir pur, on évite les inconvénients du noir ordinaire, on obtient, d'autre part, une absorption beaucoup plus considérable.

II. Influence de la proportion de noir. — Des quantités différentes de noir animal (l'absorption étant proportionnelle à la pureté de ce corps, c'est avec le noir pur que nous avons cru devoir opérer ici), mises en contact avec des solutions au même titre, à une même température, nous ont donné des absorptions qui augmentent avec les quantités de noir employé, mais ne sont pas proportionnelles à ces quantités. C'est ainsi que 0 gr. 50 de noir pur, mis en contact de 100 cc. d'une solution de quinine (à l'état de chlorhydrate basique de quinine), à 1 0/0, absorbe 0.148 mm. d'alcaloïde, soit 29.6 0/0 de son poids, tandis que 5 gr. de noir pur, mis en contact de 100 cc. de la même solution, absorbe 0 gr. 55 d'alcaloïde, soit 11 0/0 environ de son poids.

Nous donnons ci-contre un tableau complet des résultats obtenus, en faisant varier la quantité de noir employée de 0 gr. 50 à 30 gr., point extrême, où nous obtenons l'absorption à peu près totale.

100 cc. d'une solution de chlorhydrate de quinine à 1 0/0 d'alcaloïde à une température de 15° centigr., mis en présence de *n* gr. de noir animal pur, nous ont donné :

	Alcaloïde		Alcaloïde absorbé	0/0 du poids de noir employé
	Avant	Après		
0gr. 50cgr. noir pur	1gr.	0gr. 852mm	0gr. 148mm	29,6
1 —	1	0 732	0 268	26,8
2 —	1	0 631	0 369	18,4
5 —	1	0 447	0 553	11,06
10 —	1	0 248	0 752	7,5
20 —	1	0 100	0 900	4,5
30 —	1	traces	près de 1gr.	3,3

(Nous donnons ci-contre la courbe obtenue.)

Absorption de quinine (chlorhydrate de) par le noir animal pur
(la solution renfermant 1% d'alcaloïde, la température étant de 15°c)

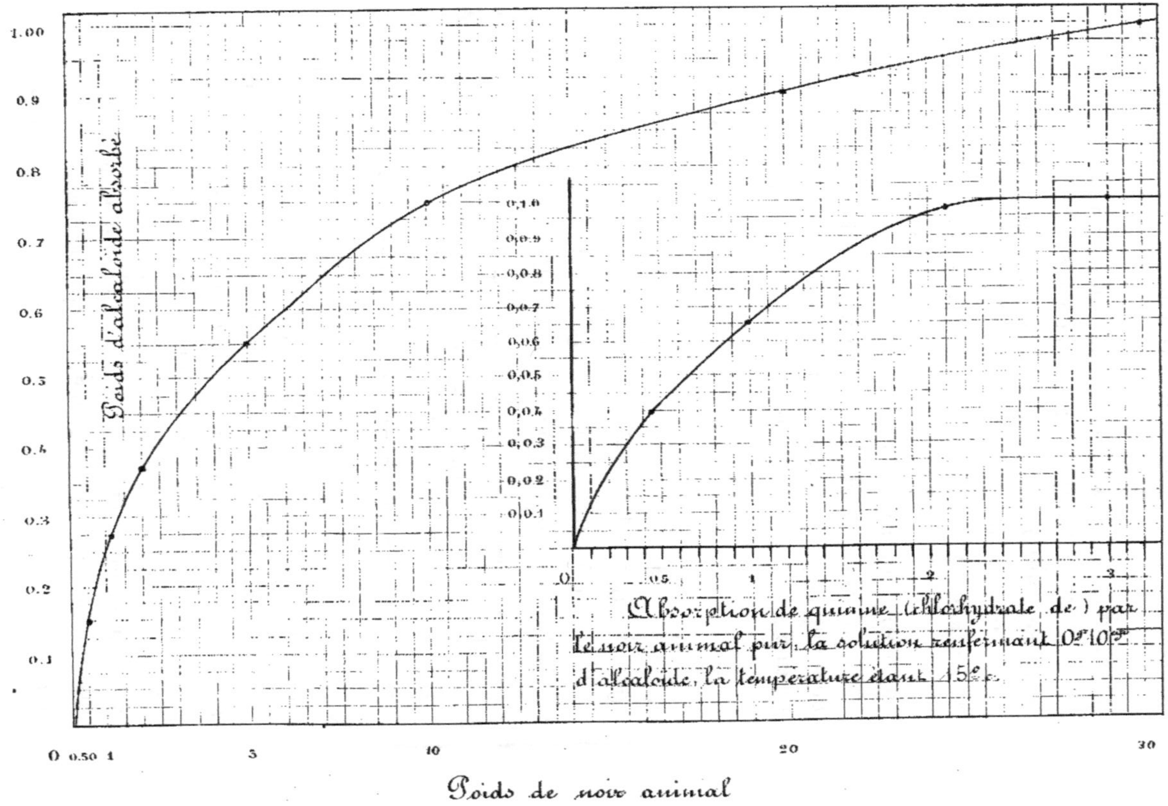

Poids d'alcaloïde absorbé

1.00
0.9
0.8
0.7
0.6
0.5
0.4
0.3
0.2
0.1

0,1.0
0,0.9
0,0.8
0,0.7
0,0.6
0,0.5
0,0.4
0,0.3
0,0.2
0,0.1

0
0.5
1
2
3

Absorption de quinine (chlorhydrate de) par le noir animal pur, la solution renfermant 0gr10cc d'alcaloïde, la température étant 15°c.

0
0.50
1
5
10
20
30

Poids de noir animal

Nous sommes arrivés avec peine à l'absorption totale avec une quantité relativement considérable de noir animal. Aussi, avons-nous cru utile de faire une série d'expériences avec une solution très diluée, de façon à obtenir plus facilement l'absorption totale.

100 cc. d'une solution de chlorhydrate de quinine à 0 gr. 10 0/0 d'alcaloïde à une température de 15° centigrades, mis en présence de *n* grammes de noir animal pur, nous ont donné :

		Alcaloïde avant	Alcaloïde après	Alcaloïde absorbé	0/0 du poids de noir employé
0gr. 50cgr.	noir pur	0gr. 100mm	0gr. 060mm	0gr. 040mm	8,0
1	—	0 100	0 034	0 066	6,6
2	—	0 100	traces	pr. de 100	5,0
3	—	0 100	0	0 100	5,0

(Voir la courbe ci-contre.)

Nous voyons dans ce tableau que 3 gr. de noir animal pur ont suffi pour absorber la totalité de l'alcaloïde en dissolution, et quels graves inconvénients peuvent résulter de l'emploi de ce corps pour la décoloration des solutions d'alcaloïdes.

Chevalier, dont nous signalons précédemment les travaux sur ce sujet, avait admis qu'en principe, on devait s'abstenir de décolorer par le charbon les liquides dans lesquels on recherche une substance toxique. Les résultats qui précèdent nous permettent d'être plus affirmatif encore.

D'autre part, les ouvrages de chimie indiquent tous,

dans le chapitre de la préparation des alcaloïdes, de se servir du noir animal pour la purification des solutions d'alcaloïdes. Nous verrons plus loin que, même en solution alcoolique, l'absorption est très considérable et doit faire abandonner l'usage de ce décolorant.

III. Nature du dissolvant. -- Ce n'est pas seulement en solution aqueuse qu'on emploie les alcaloïdes; c'est aussi très souvent en solution alcoolique. Malheureusement, le réactif de Mayer, dont les réactions ne sont troublées par aucun des produits que l'on rencontre fréquemment dans les plantes (gomme, amidon, albumine, sucre, dextrine, tannin, etc.,) voit ses réactions modifiées par l'alcool. Aussi, avons-nous été obligé de faire l'opération longue et délicate indiquée ci-dessous.

1 gr. de quinine (soit 1 gr. 223 mm. de chlorhydrate basique de quinine) a été dissous dans 100 cc. d'alcool absolu et mis en contact de 10 gr. de noir pur à une température de 15° centigr., pendant une heure. Au bout de ce laps de temps, la solution a été filtrée et évaporée à siccité au bain-marie; elle a été reprise par 100 cc. d'eau distillée, et le dosage a été fait comparativement avec une solution témoin, à laquelle on a fait subir les mêmes opérations, sauf le contact avec le noir pur. L'absorption a été de 63 pour 100 de l'alcaloïde dissous.

Dans les mêmes conditions, 5 gr. de noir pur ont donné une absorption de 18 pour 100 de l'alcaloïde dissous.

Ces absorptions sont un peu plus faibles que celles indiquées plus haut en solution aqueuse (75 pour 100 pour 10 gr. et 55 pour 100 pour 5 gr.).

IV. Concentration des liqueurs. — Nous étudierons ici l'absorption produite par un même poids de noir pour des solutions à des titres différents :

10 gr. de noir pur ont été mis en contact pendant une heure avec des solutions à 0 gr. 50, 1 gr., 2 gr., 3 gr. 5, 5 gr., 7 gr., 10 gr., de quinine (chlorhydrate) par 100 cc. d'eau distillée.

Nous donnons ci-contre le tableau des résultats obtenus par le titrage des liqueurs avant et après le traitement par le noir animal :

Solution de quinine à	Alcaloïde Après	Alcaloïde Avant	Quantité d'alcaloïde absorbé	0/0 d'alcaloïd. absorbé	0/0 de la proportion de noir employé
0 gr. 50 cc. 0/0	0 gr. 500 mm	0 gr. 026 mm	0 gr. 474 mm	94,8	4.7
1	1 000	0 250	0 750	75	7.5
2	2 000	0 720	1 280	64	12,8
3 5	3 500	1 100	2 100	60	21,0
5	5 000	2 100	2 900	58	29,0
7	7 000	4 100	2 900	41	29,0
10	10 000	7 100	2 900	29	29,0

L'absorption n'augmente presque plus avec des solutions plus concentrées, et d'autre part, l'opération devient difficile : il faut, en effet, avoir recours à un acide pour dissoudre de grandes quantités de chlorhydrate de quinine dans l'eau ; cet acide, absorbé par le noir animal, peut modifier les résultats obtenus.

Nous donnons ci-contre la courbe construite à l'aide de ces résultats.

V. Influence de la température. — Lorsque l'on décolore un liquide par le noir animal, les auteurs con-

Poids de quinine absorbée par 10gr de Noir animal pur à 15°c;

(le poids de quinine (chlorhydrate de) dissous dans l'eau variant de 0gr50 à 10gr)

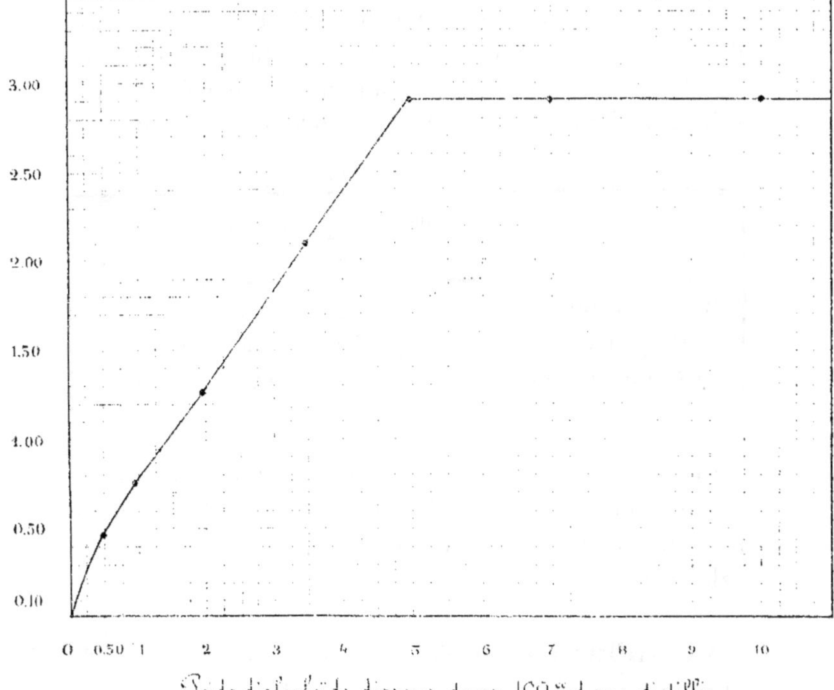

seillent d'opérer à chaud, la décoloration se fait plus rapidement, et il suffit, lorsque le liquide est refroidi, de ramener au volume primitif pour éviter toute cause d'erreur. Il était intéressant pour nous de voir quelle serait l'action de la température sur une solution d'alcaloïde mise en présence du noir animal.

Nous avons placé dans une étuve à eau une série de ballons contenant chacun 100 cc. d'une solution de quinine à 1 0/0 (chlorhydrate basique) en contact soit avec 10 gr. de noir pur, soit avec 10 gr. de noir ordinaire, soit avec 10 gr. de phosphate d'os, pendant une heure, à des températures variant entre 15° et 100°. Voici les résulats obtenus :

	Alcaloïde		Alcaloïde absorbé	0/0 d'Alcaloïde employé
	Avant	Après		
10 gr. noir pur . . .	1	0,25	0,75	75
10 gr. noir ordin^re^ .	1	0,70	0,30	30
10 gr. phosp^te^ d'os .	1	0,80	0,20	20

Ces résultats sont sensiblement les mêmes que ceux indiqués plus haut, pour la température de 15°, et nous pouvons conclure que la température n'influe pas sur l'absorption.

VI. Influence de l'acide. — Nous avons opéré jusqu'à présent sur de la quinine à l'état de chlorhydrate ; nous avons choisi de préférence ce sel à cause de sa grande solubilité. Il était intéressant d'opérer sur des sels de quinine différents et d'étudier ainsi l'influence de l'acide.

Les essais que nous avons faits comparativement sur le chlorhydrate et sur le sulfate de quinine nous ont donné les résultats suivants, qui sont identiques à ceux consignés plus haut.

100 cc. d'une solution à 1 0/0 d'alcaloïde (chlorhydrate, bromhydrate ou sulfate de quinine : soit 1 gr. 223 mm de chlorhydrate basique de quinine $C^{20}H^{24}Az^{2}O^{2}$, $HCl+2H^{2}O$; 1 gr. 336 de bromhydrate basique de quinine $C^{20}H^{24}Az^{2}O^{2}$, $HBr+H^{2}O$; 1 gr. 345 de sulfate basique de quinine $(C^{20}H^{24}Az^{2}O^{2})$ $(^{2}SO^{4}H^{2}+7H^{2}O)$ à une température de 15° centigr., mis en présence de 10 gr. de noir animal pur nous ont donné :

	Acaloïde Avant	Acaloïde Après	Alcaloïde absorbé	0/0 d'alcaloïde employé
Chlorhydr. de quin.	1	0gr. 25cgr.	0gr. 75cgr	75
Bromhydr. de quin.	1	0 25	0 75	75
Sulfate de quinine.	1	0 25	0 75	75

Le sulfate de quinine avec lequel nous avons fait nos premiers essais présente l'inconvénient d'être si peu soluble dans l'eau (590 parties d'eau froide) qu'il nécessite la présence d'un acide (tartrique ou sulfurique) même pour des solutions à un très faible titre.

Ces expériences montrent que l'acide avec lequel est combiné l'alcaloïde n'a pas d'influence sur le *pouvoir absorbant* du noir.

CHAPITRE IV

DE L'ACTION DU NOIR ANIMAL SUR LES SELS DE STRYCHNINE, DE MORPHINE, D'ATROPINE, DE CINCHONINE ET DE COCAÏNE.

Avant d'essayer d'expliquer et de commenter les résultats précédents, nous avons cru devoir refaire d'une façon plus succincte les mêmes essais sur un alcaloïde pris dans chaque groupe important, de manière à arriver à des conclusions plus générales. Nous avons pris le sel d'alcaloïde le plus soluble ; nous savons, d'après les résultats qui précèdent, que l'acide n'influe pas sur l'absorption.

Nous avons pris : 1° Un gramme de strychnine (soit 1 gr. 28 de sulfate de strychnine $(C^{21}H^{22}Az^2O^2)^2SO^4H^2 + 5H^2O$;

2° Un gramme de morphine (soit 1 gr. 317 de chlorhydrate de morphine $C^{17}H^{19}AzO^3$, $HCl^2 + 3H^2O$;

3° Un gramme d'atropine (soit 1 gr. 169 de sulfate neutre d'atropine $(C^{17}H^{23}AzO^3)^2SO^4H^2$;

4° Un gramme de cinchonine (soit 1 gr. 118 de chlorhydrate basique de cinchonine $C^{20}H^{24}Az^2O$, HCl ;

5° Un gramme de cocaïne (soit 1 gr. 17 de chlorhydrate de cocaïne $C^{17}H^{21}AzO^4$, HCl.

Nous avons dissous séparément chacun de ces produits dans 100 cc. d'eau distillée et nous avons versé dans la solution 10 gr. de noir animal pur.

Voici les résultats obtenus :

	Alcaloïde		Alcaloïde absorbé	0/0 d'alcaloïde employé
	Avant	Après		
Strychnine .	1gr.	0gr 05cgr.	0gr.95cgr.	95 0/0
Morphine. .	1	0 28	0 72	72 0/0
Atropine . .	1	0 32	0 68	68 0/0
Cinchonine .	1	0 31	0 69	69 0/0
Cocaïne. . .	1	0 32	0 68	68 0/0

Nous savions déjà que, dans les mêmes conditions, une solution de chlorhydrate de quinine perdait 75 0/0 de son poids d'alcaloïde, les résultats obtenus pour la morphine (72 0/0), pour l'atropine (68 0/0), pour la cinchonine (69 0/0), pour la cocaïne (68 0/0), se rapprochent sensiblement de ce premier résultat ; il n'en est pas de même de la strychnine, dont l'absorption est bien plus considérable (95 0/0) (1). Nous avons cru devoir refaire la même expérience, avec une quantité moindre de charbon animal (5 gr. au lieu de 10 gr.). Nous avons obtenu encore 74 0/0 d'absorption, tandis que pour la quinine, dans les mêmes conditions, nous n'avions que 55 0/0 d'absorption.

(1) L'absorption de la strychnine par le noir animal a été signalée tout particulièrement par Graham et W. Hoffmann ; c'est sur cette absorption que repose la méthode appliquée par eux, à la recherche de la strychnine dans la bière. Ils ajoutaient à ce liquide 30 grammes de noir animal par litre, agitaient la masse de temps à autre et séparaient le charbon au bout de 24 heures. Ce charbon était ensuite lavé avec l'eau, puis épuisé par l'alcool à 90 degrés, qui lui enlevait la strychnine.

Cette méthode pourrait être employée avec avantage, pour la recherche des alcaloïdes des strychnos dans les urines.

L'absorption des alcaloïdes par le noir animal pur est donc très considérable. Dix grammes de noir absorbent une quantité d'alcaloïde d'autant plus grande que la solution est plus concentrée ; le maximum paraît être 2 gr. 9 soit 0 gr. 29 de quinine, pour 1 gr. de noir, ce nombre serait le *pouvoir absorbant maximum du noir pur*.

L'action du charbon animal, dans ces circonstances, nous paraît-être due à un simple phénomène d'absorption mécanique.

Esprit, qui a fait des essais sur l'absorption des sels métalliques par le noir animal, admet que c'est ce dernier effet qui se produit le plus souvent ; cependant il a observé des phénomènes de réduction : les sels d'argent et tous ceux dont les oxydes sont facilement réduits ; les sels de plomb qui paraissent être transformés, en grande partie du moins, à l'état de carbonate, et c'est ce qui semble assez indiquer le dépôt blanc qui recouvre la surface, et pénètre même assez loin dans l'intérieur de la couche de charbon à travers lequel on a filtré une dissolution d'un sel plombique.

Nous constatons qu'il n'y a pas de réaction chimique dans les phénomènes que nous venons d'exposer, car il suffit de laver le charbon avec de l'eau acidulée, ou de la faire digérer avec de l'alcool bouillant pour obtenir, après filtration, une solution d'alcaloïde qu'on peut séparer, après plusieurs cristallisations successives dans un parfait état de pureté et sans qu'il y ait aucun changement dans ses propriétés chimiques.

Nous pensons que l'absorption est due simplement à la porosité du noir, à la grande surface de contact et à l'attraction moléculaire des particules de charbon ; cette explication que nous mettons en avant ne doit point surprendre, nous y sommes préparé par la manière de se comporter des charbons dans d'autres circonstances. N'est-ce point, en effet, un phénomène de pure absorption que celui par lequel il s'empare des gaz, de la chaux et des sels calcaires (1), ou des matières sucrées ainsi que nous l'avons montré précédemment (2). Bussy et Payen ont démontré d'une manière irrécusable qu'il n'y avait point d'action chimique dans la décoloration des liquides ; il n'y en a pas non plus dans l'affinité particulière que nous venons de signaler pour les alcaloïdes.

On peut comparer l'action du noir animal pur, dans cette circonstance, à celle du noir de platine, dont le pouvoir absorbant pour les gaz est bien connu. Esprit, dont nous signalons les recherches ci-dessus, est même parvenu, à l'aide de ce corps, à dépouiller de leur saveur et de leur couleur un certain nombre de teintures médicamenteuses ; il peut donc absorber aussi des matières colorantes et des alcaloïdes.

Cependant, il est des cas où ces mêmes corps poreux peuvent déterminer des réactions chimiques ; l'on sait que la mousse ou le noir de platine en condensant un mélange d'hydrogène et d'oxygène dégagent assez de chaleur pour occasionner la combinaison des deux gaz et produire une explosion ; de même, le noir de platine permet l'oxydation rapide de l'alcool en présence de l'air.

Nous avons, de notre côté, pu produire des phénomènes d'hydratation ; c'est ainsi, par exemple, que la saccharose en solution aqueuse se dédouble en glucose et lévulose

---

(1) Bussy et Payen. — *Journal de Pharmacie*, t. III, année 1822, page 121.

(2) H. Laval. — Thèse de Montpellier, 1891. De l'action du noir animal sur les dissolutions sucrées.

en présence du noir animal ou du noir de platine. En soumettant à une température constante de 100° des solutions de saccharose en contact avec du noir pur, nous avons constaté des phénomènes d'interversion ; au bout de quatre heures, les solutions sont presque complètement interverties.

A froid, au bout de vingt-cinq jours, les solutions en contact avec du noir animal pur ont été en partie interverties, et cette propriété n'est pas particulière à ce corps poreux ; nous avons obtenu des résultats analogues avec le noir de platine.

CONCLUSIONS

Nous avons constaté que :

1° Les alcaloïdes en solutions salines dans l'eau ou dans l'alcool sont absorbés par le noir animal ; nous avons employé dans nos essais soit du noir ordinaire provenant de la calcination des os, soit du noir débarrassé complètement des sels terreux qui rentrent dans sa composition.

2° Le phosphate d'os obtenu par calcination et le phosphate tricalcique obtenu par précipitation absorbent également les sels d'alcaloïdes ; l'absorption, déjà notable pour le phosphate d'os, est un peu plus considérable pour le phosphate de chaux précipité ; elle est plus considérable encore pour le noir animal ordinaire ; quant au noir animal pur, il a un pouvoir absorbant de beaucoup supérieur aux trois autres substances.

3° La durée de contact n'influe pas sur la quantité de substance absorbée ; l'absorption est en quelque sorte instantanée.

4° Des quantités différentes de noir animal pur mises en contact avec des solutions au même titre, à une même température, nous ont donné des absorptions qui augmentent avec les quantités de noir employé, sans être proportionnelles à ces quantités. Les inconvénients qui peuvent résulter de l'emploi de ce corps pour la décoloration des solutions d'alcaloïdes sont d'autant plus graves que le titre de la solution est plus faible. C'est ainsi qu'il a fallu 30 gr. de noir animal pur pour absorber tout l'alcaloïde contenu dans 100 cc. d'une solution à 1 0/0 de quinine ; 3 gr. du même noir ont suffi pour absorber la totalité de l'alcaloïde contenu dans 100 cc. d'une solution à 0 gr. 10 de quinine.

5° Pour un même poids de noir animal, l'absorption augmente d'abord rapidement avec la concentration des liqueurs, sans être proportionnelle à cette concentration, puis elle atteint un maximum, qui se produit pour les sels de quinine avec la solution à 5 0/0 ; pour des concentrations plus considérables, 7 et même 10 0/0, la quantité d'alcaloïde absorbé reste constante et égale à 2 gr. 90 par 10 gr. de noir, soit 0 gr. 290 de quinine pour un gramme de noir animal. — Ce nombre serait *le pouvoir absorbant maximum* du noir pur.

6° L'influence de l'acide combiné à l'alcaloïde est négligeable ; c'est ainsi que les chlorhydrate, bromhydrate et sulfate de quinine ont donné les mêmes coefficients d'absorption à l'état d'alcaloïde.

7° La nature du dissolvant influe sur la proportion d'alcaloïde absorbé ; les solutions alcooliques cèdent moins d'alcaloïdes que les solutions aqueuses ; l'on sait, d'ailleurs, que l'alcool bouillant enlève au noir animal les alcaloïdes que ce dernier a pu enlever à des dissolutions aqueuses.

8° Les alcaloïdes sont absorbés en quantité considérable par le noir animal pur, mais cette absorption n'est pas égale pour chacun d'eux. C'est ainsi que 10 gr. de noir pur ont suffi pour absorber la presque totalité de l'alcaloïde contenu dans 100 cc. d'une solution à 1 0/0 de strychnine (95 0/0), tandis qu'ils n'absorbent que 75 0/0 de quinine, 72 0/0 de morphine et de 68 à 69 0/0 d'atropine, de cinchonine et de cocaïne, pour une même concentration.

Nous pensons qu'il s'agit ici d'un simple phénomène d'attraction moléculaire dû à la porosité des particules de charbon, et nous croyons que si le noir ordinaire n'a pas donné la même absorption que le noir pur, ce n'est pas seulement parce qu'il contient des quantités beaucoup plus faibles de carbone que le noir pur, mais aussi parce que le phosphate de chaux qui se trouve dans ses pores diminue la surface absorbante.

9° Ayant constaté le pouvoir absorbant considérable du noir animal, nous nous sommes demandé s'il ne serait pas possible de décolorer les solutions alcaloïdiques par d'autres corps qui les absorberaient dans une proportion beaucoup plus faible. Quelques essais, que nous avons effectués avec le sous-acétate de plomb et le bi-oxyde de manganèse, nous ont montré que ces corps, qui décolorent bien les dissolutions, absorbaient aussi les alcaloïdes (1), quoique dans une proportion de beaucoup inférieure au pouvoir absorbant du noir animal pur.

(1) 10 gr. de noir animal pur ont absorbé 75 0/0 de quinine dans une solution à 1 0/0 ; dans les mêmes conditions, 10 gr. de bi-oxyde de manganèse n'ont absorbé que 17 0/0, et 10 gr. de sous-acétate de plomb 10 0/0 seulement.

INDEX BIBLIOGRAPHIQUE

RABUTEAU. — Eléments de toxicologie et de médecine légale.

GORROD. — London, *Medical Society's Transactions,* janvier 1846.

WARRINGTON. — *Phylosoph. magaz.*, t. XXVII, p. 269.

WEPPEN. — *Annales de chimie et comptes rendus de Berzélius,* 1846.

CHEVALLIER. — *Chimie médicale,* t. XI, p. 315.

HOWARD RAND. — *Annales de chimie et de pharmacie,* t. LV, p. 241 ; *Journal de chimie médicale,* t. V, novembre 1849.

LEBOURDAIS. — *Chimie médicale,* 1846, t. XI, p. 306.

LEPLAY et CUISINIER. — *Comptes rendus,* année 1862, t. LIV, p. 270, et *Répertoire de chimie appliquée,* 1862, t. IV, p. 71.

A.-E. ESPRIT. — Absorption des substances salines par les charbons. — Thèse de Paris, 1849.

HELWIG (1864). — Erkennung organischer Basen durch Sublimation (*Zeitschr. anal. chem.*, III, 43 ; *Journal pharmacie,* 2, XLVI, 459).

GUY (1866-67). — On the sublimation of the alkaloïds (*Pharm. Journ.*, 1866, 1867, 1868).

L. MARTIN. — Etude sur le charbon animal. — Synthèse de Montpellier, 1886.

G. MASSOL. — Etude sur la chélidoine. — Thèse de Montpellier, 1880.

Paul LAVAL. — Essai sur la recherche micro-chimique de la strychnine. — Thèse de Montpellier, 1891.

P. BROUARDEL. — Le laboratoire de toxicologie, 1891.

BUSSY et PAYEN. — *Journal de Pharmacie,* t. VIII, année 1822, p. 181.

HÉLEN LAVAL. — De l'action du noir animal sur les dissolutions sucrées. — Thèse de Montpellier, 1891.

FILHOL. — *Annales de chimie et de physique*, t. XXXV, année 1852, p. 209.

COLLAS. — *Annales de physique et de chimie*, année 1872, t. XVI, p. 109.

WURTZ. — *Dictionnaire de chimie*, supplément.

www.ingramcontent.com/pod-product-compliance
Lightning Source LLC
LaVergne TN
LVHW012017160826
845678LV00002B/889